AF384553

LA
CHIRURGIE EN FRANCE

AU

XVIIIe ET AU XIXe SIÈCLE

(Les Institutions — La Méthode — Les Idées)

Par le Docteur Adrien POZZI

Chargé de Cours à l'École de Médecine

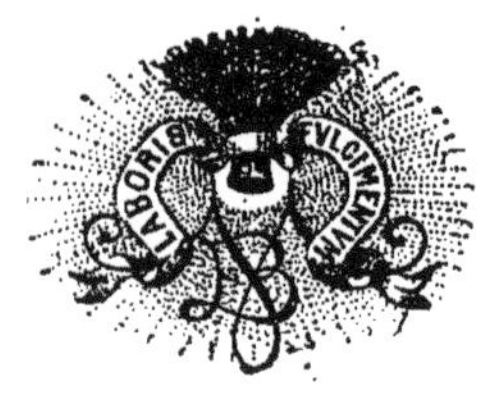

REIMS

MATOT-BRAINE, IMPRIMEUR-LIBRAIRE-ÉDITEUR

Henri MATOT, Fils et Successeur

6, Rue du Cadran-Saint Pierre, 6

1889

LA CHIRURGIE EN FRANCE

AU

XVIIIᵉ ET AU XIXᵉ SIÈCLE

(Les Institutions — La Méthode — Les Idées)

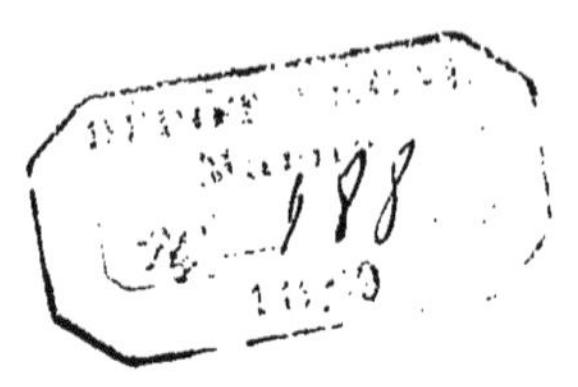

LA
CHIRURGIE EN FRANCE

AU

XVIIIᵉ ET AU XIXᵉ SIÈCLE

(Les Institutions — La Méthode — Les Idées)

Par le Docteur Adrien POZZI

Chargé de Cours à l'École de Médecine

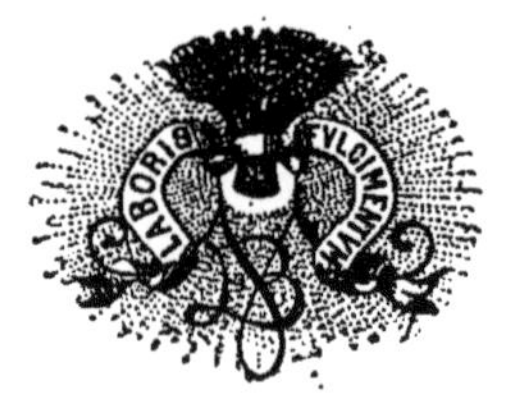

REIMS

MATOT-BRAINE, IMPRIMEUR-LIBRAIRE-ÉDITEUR

Henri MATOT, Fils et Successeur

6, Rue du Cadran-Saint Pierre, 6

—

1889

Je dédie ce discours à mon Père.

Il n'est point, à mon gré, digne des modèles qu'il m'a donnés.

Je lui offre ce premier essai, non pour ce qu'il vaut, mais en témoignage de profond respect, de reconnaissance, et d'admiration pour son caractère.

LA CHIRURGIE EN FRANCE

AU

XVIIIe ET AU XIXe SIÈCLE

(Les Institutions — La Méthode — Les Idées) (1)

Par le Docteur Adrien POZZI

Chargé de Cours à l'École de Médecine

Monsieur le Directeur,

Messieurs les Professeurs,

Le temps n'est plus aux initiations pompeuses et symboliques : c'est actuellement sans bruit, presque sans apparat, que l'étudiant d'hier est admis dans la confrérie.

Il n'en était point ainsi, dans notre ancienne Faculté de Médecine de Paris. Ce jour-là, était un jour solennel.

Entouré des docteurs-régents professeurs, assis suivant leur rang, le Doyen en grand costume — portant la soutane violette recouverte de la cape rouge fourrée d'hermine, et coiffé du bonnet carré — devant un peuple de bacheliers et de philiâtres, servait de parrain au nouveau licencié, qui, debout à la gauche de la chaire, allait contracter ses fiançailles avec la Faculté, prononcer les premiers vœux de fidélité à ses statuts et témoigner de son respect des maîtres.

Permettez-moi, Messieurs, de rapprocher cette solennité d'autrefois, de la cérémonie de ce jour.

Nouveau venu, c'est aujourd'hui, pour moi, le jour des fiançailles.

(1) *Discours prononcé à la Séance solennelle de rentrée de l'École de Médecine de Reims, le 7 Novembre 1889.*

Vous m'avez accueilli, et vous tout particulièrement, Monsieur le Directeur, avec une faveur, dont je ne saurais trouver la raison dans mes seuls mérites. Vous avez voulu, sans doute, reporter sur moi un peu de l'estime et de la sympathie que vous ressentiez pour quelqu'un qui m'est trop cher et qui me touche de trop près pour que j'ose, ici, prononcer son nom : Merci.

Je ne voudrais démériter ni de lui, ni de vous. Le pourrai-je.....

Continuez-moi, Messieurs, votre bienveillance, aidez-moi de vos conseils ; en retour, je vous offre ce que je puis donner : ma bonne volonté.

MESSIEURS,

Nous sommes à la fin d'une époque. Le moment est venu de jeter un regard en arrière. Je vous propose de reprendre, avec moi, le chemin que la chirurgie, et surtout la chirurgie française, a parcouru depuis le commencement du dix-huitième siècle jusqu'à nos jours. Sans nous arrêter aux menus incidents de la route, nous étudierons, si vous le voulez bien, les transformations accomplies dans ses institutions, dans sa méthode, dans les idées qui ont réglé sa pratique, pour chercher, enfin, quelles sont ses tendances actuelles, ce qu'elle est, ce qu'elle doit être.

Aussi bien, Messieurs, se proposer une pareille tâche, c'est presque tenter d'écrire l'histoire de la chirurgie française. Certes il y eut, auparavant, des hommes qui cultivèrent, chez nous, l'habileté manuelle appliquée à la guérison des maux ; quelques-uns même, comme Franco, Ambroise Paré, pour ne citer que les plus grands, sont encore, à juste titre, placés au premier rang de ceux qui honorèrent notre art. Mais *la chirurgie*, aux mains d'empiriques ignorants, sans doctrine, n'existait véritablement pas ; c'était un simple métier.

L'enseignement retentissant, mais éphémère, qui, au XIVe siècle, porta si loin le renom chirurgical de Paris et de Montpellier, fut tout d'emprunt : Lanfranc était venu de Milan créer une école, qui disparut avec lui, et Guy de Chauliac, resté sans successeur, avait apporté d'Italie les leçons qu'il professait avec tant d'éclat.

Pour comprendre l'avilissement de la chirurgie dans notre pays, qui possédait au plus haut point, — ces tentatives isolées le prouvent — les qualités de perspicace observation, d'ingéniosité, de clair discernement, essentielles à la pratique de notre art, il faut se rappeler l'origine et la constitution de la médecine en France.

La tradition médicale fut d'abord enseignée dans les monastères. L'Université, plus tard, en reçut le dépôt ; mais la Faculté n'en demeura pas moins ecclésiastique, et les clercs seuls, y avaient accès. Or l'Eglise défendant à ses prêtres de verser le sang, les cures opératoires furent abandonnées aux laïques illettrés. Ainsi naquirent les *inciseurs, herniers, triacleurs* ou *guérisseurs* ambulants, dont les arracheurs de dents en plein vent, et les rebouteurs sont, de nos jours, les représentants dégénérés.

Mais bientôt, la Faculté, jalouse de son prestige et de son autorité, fit tous ses efforts pour en arrêter le développement : interdiction leur fut faite de prétendre au bonnet doctoral.

Ne permettant pas aux chirurgiens de s'élever jusqu'à elle, la Faculté empêcha les clercs lettrés et les médecins, d'ennoblir la chirurgie. Tout bachelier, pour être admis à la licence, devait jurer de s'abstenir d'aucune pratique chirurgicale, car *il convient,* disait l'article 28 des statuts, *de conserver pure et intacte, la dignité de la corporation* ; autre part, on déclarait qu'un docteur-régent se déshonorait en faisant œuvre manuelle, *inhestum magistrum manu operari.* Bien plus, elle surveillait avec inquiétude tout essai d'émancipation. A plusieurs reprises, les barbiers, et ceux qu'on appelait alors plus spécialement du nom de chirurgiens, oubliant leurs querelles, avaient voulu créer un enseignement régulier de leurs pratiques. Chaque fois, la Faculté opposa son veto ; elle intervint même par la force.

Pour enlever tout prétexte à ces revendications, on institua, il est vrai, une chaire de chirurgie, mais où professait un docteur-régent, n'ayant jamais pratiqué l'art dont il devait parler, et qui le méprisait.

Ainsi traitée, la chirurgie ne pouvait prospérer, et devait déchoir.

Au xviiie siècle enfin, s'ouvrit, pour les chirurgiens, une ère nouvelle.

Sur les instances de Mareschal et de Lapeyronie, par autorisation royale du mois de décembre 1731, fut instituée l'Académie de chirurgie, organisée définitivement en 1752.

De ce moment, la chirurgie existe en France, en tant que science et en tant qu'art.

L'Académie créa des prix, organisa un enseignement, et ses membres apportèrent avec empressement, le résultat de leurs observations.

Tandis que depuis Ambroise Paré on ne trouve aucun nom célèbre, l'Académie compte parmi ses membres : J.-L. Petit, l'âme de la Société, le plus grand, peut-être, des chirurgiens; Foubert et Faget, qui prêtent encore leurs arguments réciproques aux partisans de deux méthodes opposées de traitement des abcès de la marge de l'anus ; Goursault, Le Dran, Arnaud, dont les noms sont inséparables de l'histoire des hernies et de leurs accidents ; Brasdor qui proposa la ligature au-dessous du sac, dans les cas où le procédé d'Anel est inapplicable ; Levret, l'inventeur du forceps à double courbure ; songez aussi qu'ils étaient de l'Académie, les Daviel, les Louis, les Dubois, les Baudelocque, les Sabatier, les Desault, et dites-moi si jamais, en aucun pays, on vit pareille assemblée de chirurgiens illustres.

La chirurgie s'éveillait d'un sommeil de deux siècles pour briller d'un éclat incomparable.

Partout, en Angleterre, où l'on était fier de Cheselden, de Smellie, de Percival Pott, en Hollande, patrie de Camper et d'Albinus, en Allemagne, où vivaient Heister, Callisen, Richter, on reconnaissait la suprématie de la chirurgie française, et le roi de Prusse, Frédéric le Grand, demandait au Directeur de la compagnie, des chirurgiens pour ses armées.

Et cependant la chirurgie dut attendre, quelques temps encore, sa réhabilitation sociale.

La Faculté répondit à la fondation de l'Académie par un décret forçant, chaque année, le corps des chirurgiens à remettre la liste de ses membres au Doyen des Régents-professeurs, « *pour tenir lieu de l'hommage qu'ils leur rendaient autrefois,* » et le premier chirurgien du roi dut prêter serment entre les mains du premier médecin ; enfin, dans les cas de graves opérations, fait inouï, les chirurgiens devaient céder le pas, et donnaient, les derniers, leur avis sur l'opportunité de l'intervention.

Les chirurgiens restaient exclus de la Faculté, et ne pouvaient prendre que le titre de maître-chirurgien. Il fallait, auparavant, être longtemps *apprentif* chez un *maître*, qui, parfois, se contentait de saigner, de raser, et d'appliquer des emplâtres : c'est ainsi que Desault commença dans la boutique d'un barbier de Lure. L'apprentif obtenait ensuite le titre de *gaignant-maîtrise*, et après un stage de six années dans les hôpitaux, pouvait devenir *maître* à son tour.

L'Académie de chirurgie et la Faculté disparurent dans la tourmente révolutionnaire, pour renaître sous le nom d'Ecole de Santé, notre Faculté de Médecine actuelle, lorsque la Convention, après avoir fait table rase de toutes les corporations savantes, entreprit son œuvre de rénovation scientifique. C'est par les soins de Foucroy, qu'en 1795, an III de la République, pour la première fois, chirurgiens et médecins siégèrent à titres égaux dans les chaires de l'Université, données, presqu'exclusivement, aux membres les plus éminents des deux sociétés ennemies.

La médecine et la chirurgie vont être, en outre, unies désormais par un lien plus puissant que l'égalité d'honneurs, l'unité de méthode.

Pendant cette période de féconde activité pour notre art, la médecine fut stérile ; elle restait fièrement assoupie dans sa pourpre et son hermine, tandis que la chirurgie suivait le courant qui emportait le passé.

Il importe ici, Messieurs, de rappeler ce que nous avons démontré plus haut : la médecine naquit dans l'Eglise, la chirurgie resta laïque.

La Faculté habituée, par son origine, à l'abdication de toute personnalité devant l'autorité, ayant inscrit sur les murs de ses amphithéâtres qu'elle tenait ses principes des dieux, se déclarait *antiquarum tenax*, et jetant l'anathème à quiconque osait toucher à la tradition, après avoir condamné Brissot, au xvie siècle, dénonçait, à la veille de la Révolution, Vicq d'Azyr comme athée, et *ne croyant pas plus à la religion qu'à la médecine.*

Comment la chirurgie échappa-t-elle au dogmatisme formaliste de la Faculté? tout simplement grâce à son état social.

Ailleurs, la rupture avait été violente. Au moment où Luther jetait au feu, sur la place de Wittemberg, les bulles pontificales, on avait vu Paracelse brûler devant sa chaire, à Bâle, Avicenne et Galien, et proclamer, un siècle avant Descartes et Bacon le Chancelier, que « *l'expérience est la seule cause de vérité et de certitude.* »

Chez nous, les chirurgiens, illettrés, ne connaissant pas le latin, la langue savante, étaient incapables d'un pareil effort. Comme Monsieur Jourdain, ils firent de la saine philosophie sans le savoir; ils observèrent, sans se croire obligés d'encadrer ce qu'ils voyaient dans un système.

Cette ignorance fut leur sauvegarde, mais ce fut aussi, pour longtemps, une cause d'impuissance. On trouve, parmi eux, des praticiens habiles, des observateurs d'une remarquable sagacité, mais pas un de ces hommes ne sut tirer d'expériences personnelles, une idée générale. Ils ont été les prophètes de l'art; ils n'en furent point les législateurs.

A la fin du xviie siècle, les chirurgiens ne purent échapper à la révolution philosophique, dont on parlait autour d'eux. Ils demandèrent à être initiés. Un médecin, nommé Verduc, fit, à leur intention, un manuel qui devint, bientôt, le *vade-mecum* de la jeune génération. Il leur enseignait que la chirurgie ne pouvait prospérer que par la philosophie, et cette philosophie était celle de « Monsieur Descartes. »

La chirurgie, suivant l'expression de Malgaigne, devint cartésienne.

Ils tirèrent de la doctrine nouvelle des conséquences extrêmes. Descartes condamnait la servile crédulité aux anciens, eux conclurent qu'ils pouvaient se passer de maîtres. Les chirurgiens, jusqu'alors, n'avaient été qu'observateurs :

c'était insuffisant. Maintenant, au contraire, ils ne croient plus qu'aux spéculations de l'esprit, et ils cherchent l'explication des phénomènes de la vie, non plus dans une formule mathématique comme autrefois Pythagore, mais dans la *forme* d'un raisonnement. A l'aide d'un syllogisme, et ce qui vaut mieux en se servant de plusieurs, mis bout à bout, on trouve l'étiologie et l'on obtient par surcroît, — précieuse vertu d'un sorite quintessencié — le remède à tous les maux.

Et quelles conceptions ! quels raisonnements ! Jugez-en. J'ouvre un livre intitulé : *Principes de chirurgie.*

Sachez donc que santé et maladie, tiennent à la bonne harmonie ou à la discorde des solides et des liquides, obligés à vivre ensemble. Ils sont eux-mêmes constitués d'éléments primordiaux : l'eau, la terre et le feu, et de principes secondaires, le sel, le soufre, l'esprit, qui n'est lui-même qu'un sel très subtil. Il y a, enfin, des corps mobiles, voyageant des solides aux liquides, ou *esprits animaux* dont on ignore, ajoute mélancoliquement notre conseiller, la composition exacte. Sont-ils d'essence aérienne, huileuse ou aqueuse, on ne sait.

Multipliez, au gré de votre imagination, les combinaisons, mélangez en proportions variées du soufre et des sels, faites batailler l'*esprit* et les *esprits*, intervertissez encore l'ordre des facteurs, et vous aurez la pathologie dans son entier.

Ce n'est point là, Messieurs, le fatras imbécile du premier venu. L'auteur, professeur et démonstrateur de chirurgie, n'est autre que La Faye, un des directeurs de l'Académie.

J.-L. Petit parut alors.

Egaré, un moment, par le livre de Verduc, il avait échappé à ses sophismes. Son intelligence formée à la précision anatomique dès l'enfance, — il disséquait, à l'âge de huit ans à peine, dans le laboratoire de Littre — ne pouvait longtemps s'accommoder d'incohérentes rêveries. Dorénavant, il ne fait plus marcher la raison en dehors des faits ; mais il ne se contente pas, non plus, de leur simple constatation. Il inaugure, en chirurgie, la méthode féconde, qui unit le raisonnement et l'observation.

Dans la préface du *Traité des Maladies des Os*, il espère que « *son livre plaira à ceux, qui n'étant pas fauteurs de l'antiquité, voudront bien accorder leurs suffrages aux choses nouvelles, que la raison et l'expérience autorisent.* »

L'Académie Royale de Chirurgie consacra solennellement l'enseignement de J.-L. Petit, dans l'introduction placée en tête de ses mémoires, véritable Discours sur la Méthode en chirurgie. « *Le plan que se propose l'Académie*, écrit Quesnay, l'auteur du manifeste, *est d'élever la chirurgie, sur les observations, les recherches physiques et l'expé-. rience.* » La partie didactique de l'art ne doit plus être « *une simple spéculation, une fiction de l'imagination,* » il faut en bannir les « *idées qui ne sont point tirées du fond des choses ;* » « *la théorie, c'est la pratique mise en préceptes.* »

Assurément, les mœurs scientifiques ne changèrent point aussitôt ; on désapprend difficilement, les erreurs de son éducation première. J.-L. Petit, lui-même, a devancé souvent l'observation, et l'on entendit, quelques années plus tard, Lecat proclamer aux applaudissements de l'Académie, que les observations ne doivent venir *qu'après* les raisonnements, « par surabondance de droit. »

Malgré ces inconséquences particulières, ces *arrêts dans l'ascension vers le vrai*, pour parler avec Malebranche, la réforme était faite.

Depuis, la méthode a été mieux définie dans son but, et dans ses moyens.

Ce qui donne à la science son caractère, c'est l'interprétation des faits, qui, par eux-mêmes, sont peu de chose. Nous voulons saisir leurs rapports de simultanéité ou de succession, pour arriver à former un tout, dont les parties s'enchaînent sous la loi d'un principe. Il ne s'agit nullement d'arriver à quelque force inconnue, à une « *abstraction personnifiée,* » suivant l'expression d'Auguste Comte ; nous allons des faits d'observation objective, aux faits observables par le même procédé. Ce principe — étape dernière dans l'opération présente, mais, le plus souvent, dépassée par la suite, — est, lui-même, un fait d'observation ; sa qualification indique son ordination dans la série des faits observés et dans leur groupement.

Aussi, ne reçoit-il son cachet de certitude, que reconnu conforme à la réalité.

Cependant, il présente certains caractères. Il mérite plus largement son nom, et il semble devoir conserver d'autant plus longtemps son rang, qu'il est, à un degré plus général, condition d'existence d'autres faits, et qu'il paraît se suffire plus simplement à lui-même.

Ce principe n'est point absolu, ou tout au moins nous n'en savons rien et n'en pouvons rien savoir, car l'absolu, par définition, échappe à l'observation objective ; il est le plus général possible et le plus fixe possible, d'après le nombre de ses conséquences et la régularité de leurs déterminations.

Nous établissons des rapports, c'est-à-dire les réactions des faits les uns sur les autres; en d'autres termes, nous cherchons les conditions d'existence des phénomènes. Peu nous importe d'atteindre l'essence même des faits biologiques; il nous suffit d'en reconnaître les raisons de production. Ce rapport, trouvé par le raisonnement, l'observation, et par l'expérimentation, son corollaire, vérifié lui-même fait de connaissance objective, est certain ; quand nous l'appelons certain, nous l'attestons conforme à la réalité objective, *au moment de l'observation*, et il doit être tenu comme tel, jusqu'à ce qu'une nouvelle opération rigoureuse, modifie cette conclusion. Mais au fond, il n'est jamais que relatif ; les faits évoluent, ne restent pas identiques à eux-mêmes, d'où rupture de leur groupement coordonné au bout d'un temps, parfois très court, parfois très long relativement aux premiers.

C'est ainsi qu'apparaissent la stabilité et la variabilité des phénomènes biologiques, toujours relatives.

Cette méthode est la voie lente et laborieuse, mais assurée ; elle nous met en main le fil d'Ariane tirant droit au but, pour nous amener à la vérité « *devant laquelle* », s'écrie magnifiquement Cruveilhier, « *le voile des systèmes tombe, et la science ainsi rendue à sa simplicité première, nous paraît mille fois plus grande et plus belle.* » Et c'est la seule. Admettre dans le champ de nos recherches une intervention suprême, pour décider de nos droits et juger de nos fautes, serait retomber dans l'état théologique ou métaphysique, négation de toute science objective. Ce n'est point là, Messieurs, protester contre un esprit qui n'est plus. Cet esprit, il présidait, tout récemment, à la fondation d'une Ecole de médecine, rivale de la nôtre, « *pour extirper les nombreuses erreurs qui se glissent dans les sciences,* » et c'est en son nom qu'on vit, au milieu du siècle, des chirurgiens anglais du plus grand mérite, s'opposer à tout soulagement au « *paries in dolore* » de l'Ecriture, condamnation divine, irréparable, de la femme coupable.

Dans les sciences médicales, on doit aux chirurgiens, à J.-L. Petit, à l'Académie, d'avoir proclamé et fait adopter la méthode positive. On peut suivre, pas à pas, l'influence qu'elle eut sur les progrès de notre art.

Les publications de la Société royale de chirurgie, sont extrêmement intéressantes à ce point de vue ; elles portent l'empreinte de cette période de transition. Les chirurgiens se contentaient, jusque-là, de rapporter des faits isolés, des cas extraordinaires, accompagnés de racontars merveilleux. Avec J.-L. Petit, on apprend à étudier la maladie et le malade ; on s'enquiert des circonstances de production du phénomène, on en cherche la trace dans le passé, on en suit la marche ; on groupe les faits, on compare leurs analogies et l'on étudie leurs dissemblances ; on cherche une unité et un ordre, sous leur multiplicité et dans leur désordre apparent ; en un mot, le *Mémoire* apparaît en médecine, comme Malgaigne l'a fait judicieusement remarquer.

Dans le recueil de l'Académie, Quesnay a même laissé des règles pour utiliser, avec fruit, les faits observés. L'auteur, qui parlait d'or pour donner des conseils, abandonnant aux autres la pratique de ses préceptes, insiste sur le peu de valeur d'un seul phénomène, et sur la nécessité « *de faire de grandes recherches, de rassembler* » *beaucoup de faits, de les présenter tous par rapport au* » *sujet qu'on veut examiner, pour faire sortir de leur* » *assemblage quelques rayons de lumière, ou pour fixer,* » *non pas une cure, mais un point de pratique.* » La méthode est déjà suivie avec rigueur par quelques-uns. Petit, le

fils, dans l'exposition du plan d'un mémoire sur les épanche-
ments de sang, annonce que la dernière partie de son travail,
sera consacrée à « *des expériences qu'on pourrait faire,
pour vérifier certaines choses que je n'ai proposées, dit-il,
que sur le fondement de la pratique.* »

La réforme était incomplète, si on ne l'eut rendue
saisissante, en la réalisant dans un enseignement pratique.
Desault le comprit, et il fonda l'enseignement au lit du
malade.

La Clinique, Messieurs, est née en France. La première
clinique fut une clinique chirurgicale ; quelques années plus
tard, Corvisart créa la clinique médicale de la Charité.

L'illustre Bichat, nous a donné les renseignements les plus
précieux sur cette école fameuse, dont il fut l'élève.

« Chaque jour, la séance s'ouvrait par une consultation
» publique et raisonnée, où n'étaient admis que les malades
» indigents de la ville. Le chirurgien en chef, les interro-
» geait sur les causes, l'époque, les phénomènes de leur
» maladie, faisait remarquer l'analogie de ce qu'il observait
» avec le récit du malade, et après avoir établi les indications
» curatives, indiquait les prescriptions convenables.

» Les élèves de l'hospice, lisaient ensuite l'observation
» exacte et détaillée, de tous les malades intéressants qui
» devaient sortir dans la journée, et dont le pansement avait
» été confié à leurs soins. Chacune de ces observations était
» le résultat de notes, prises chaque jour, au lit du malade, et
» forment, ajoutées les unes aux autres, un tableau précis
» des progrès de la maladie.

» La troisième et principale partie de la leçon était consa-
» crée aux opérations. Chacune était précédée d'une disserta-
» tion sur l'état du malade, sur les suites probables de l'opé-
» ration, sur les moyens de rendre ces suites moins fâcheuses,
» sur le procédé opératoire.

» Puis le malade était transporté à l'amphithéâtre, où
» Desault l'opérait en présence de tous les élèves, aidé par les
» chirurgiens de la maison. Aux opérations succédaient des
» détails, soit sur les maladies existant dans l'hospice, soit
» sur la situation des malades opérés les jours précédents.

» L'ouverture des cadavres, qu'exigeaient les progrès de
» l'art ou l'enseignement des ·élèves, formait une dernière
» partie de la séance qui était terminée par une leçon dog-
» matique sur un point particulier de Pathologie. »

Cette chirurgie méthodique et scientifique, fut gênée dans
son développement, peu après naissance.

Au moment où la chirurgie devenait une science, les circonstances en firent, pour quelques temps encore, un art opératoire. C'est en effet des armées de la Révolution et de
l'Empire que sortirent tous les chirurgiens du commencement du dix-neuvième siècle. L'opération était pour eux la
préoccupation dominante, d'autant mieux qu'une évolution
s'était faite dans ses procédés, qui portait à des limites incon-
nues jusqu'à ce jour, les ressources de la main.

L'on intervenait, jadis, suivant les règles d'une tradition. On
n'osait, de propos raisonné, tenter une opération, sachant peu
exactement où l'on allait, ignorant les moyens sûrs de se
guider, chemin faisant. Il fallait donner à l'instrument tranchant des points de repère exacts, fournir à la médecine
opératoire un fondement certain. Ambroise Paré avait déjà
démontré la nécessité de connaissances anatomiques précises
pour intervenir avec assurance, mais c'est encore à J.-L.
Petit et à Desault qu'on doit l'ouverture de cours d'anatomie
appliquée aux opérations ; quoique n'ayant pas laissé d'ou-
vrages didactiques sur la matière, ils sont les créateurs de l'anatomie chirurgicale, qui est restée une science toute française.

La dextérité manuelle fut poussée jusqu'au prodige, et
les tournois opératoires attiraient toute la faculté. L'on
n'oublia pas de longtemps le concours de Roux et de
Dupuytren, où le premier eut à pratiquer la désarticulation
de l'épaule ; *« les assistants regardaient encore le moignon,
que le membre était à terre »*, raconte un témoin oculaire:
Sous l'exagération de langage de ces temps héroïques, on
retrouve le témoignage vrai de cette surprenante habileté,
dont nos maîtres ont conservé un souvenir émerveillé.

Roux fut, peut-être, le plus étonnant de ces prestidigita-
teurs opératoires ; être chirurgien, pour lui, c'était opérer hardi-
ment, et surtout avec grâce. Il aimait à se jouer des difficultés,

et se plaisait à l'imprévu. Il recherchait surtout la possibilité d'une opération ; il s'inquiétait peu de sa nécessité. L'instrument tranchant lui suffisait, et comme Dubois, devant les progrès de la mécanique chirurgicale, il se fut écrié volontiers : « *Oh ! c'est ingénieux, mais la main, la main, la main !* »

Il est le représentant de ce moment de l'histoire de la chirurgie, qu'on pourrait appeler la période des chirurgiens opérateurs.

Dupuytren, son concurrent à chaque concours, et chaque fois victorieux, eut encore l'avantage dans la part qu'ils prirent, tous deux, à l'évolution progressive de l'art.

Brillant manœuvrier, il possédait, en outre, au suprême degré, les qualités de sang-froid, de résolution rapide et juste, qui font les grands opérateurs.

Mais d'autres pouvaient lui être comparés.

Ce qui le met hors de pair, c'est d'avoir subordonné l'art à la science, d'en avoir fait le moyen et non le but de la chirurgie. Clinicien scrupuleux, interrogeant lui-même les malades, ce n'était souvent qu'après plusieurs examens, qu'il se décidait à l'intervention, et au choix de l'opération.

La recherche attentive des indications opératoires, voilà le caractère dominateur de la pratique de ce chirurgien, qui eut, sur la génération qui l'entourait, une influence que personne n'a ressaisi depuis.

L'on devait à la clinique ce progrès : régler l'acte opératoire sur la connaissance parfaite de la situation, de la nature de la marche de la maladie. Malgré tout, l'opération restait la raison suprême de l'art. Le danger qu'on cherchait à éviter, les échecs qu'on se reprochait, étaient directement dus à l'intervention elle-même : il ne faut pas oublier qu'on n'avait ni anesthésie, ni moyens rapides de parer aux hémorrhagies.

Quant à la guérison, elle était, en réalité, laissée à la bonne volonté de la bienfaisante nature.

On possédait, il est vrai, une opulente pharmacopée d'emplâtres et d'onguents ; mais tous ces remèdes étaient d'usage empirique, et les chirurgiens pouvaient dire comme Ambroise Paré : « *Je le pensay, Dieu le guarist.* » On vit combien peu

sûre était la doctrine du traitement des plaies, le jour où, par
ordre de Larrey, l'eau froide, à la suite de quelques cas heu-
reux obtenus chez un guérisseur, devint le topique régle-
mentaire des armées de l'Empire.

Cette incertitude tenait à l'ignorance du mode de répara-
tion des tissus. Il fallait aller plus loin que les apparences
phénoménales de la clinique.

Ici, la chirurgie est redevable de l'un des progrès qui ont le
plus puissamment contribué à sa marche, à un Anglais, à
John Hunter. Il avait étudié l'anatomie telle que Petit l'avait
enseignée ; des organes il alla au tissu, et véritable « *inter-
prète et ministre de la nature* » suivant la définition de
Bacon, il cherche, trouve, révèle les procédés qu'elle emploie,
et apprend à les diriger.

Dupuytren saisit rapidement l'importance extrême qu'avait
la poursuite persévérante de la raison intime des phénomènes objectifs de la clinique. Il organisa à l'Hôtel-Dieu des
conférences d'anatomie, qu'il faisait le soir. A ces leçons
se forma Jean Cruveilhier qui devait élever, plus tard, à
l'anatomie pathologique, le monument que son maître avait
rêvé. L'anatomie pathologique devait combler le vide entre
l'apparence phénoménale et l'acte morbide ; c'est « le pont
» jeté sur l'abîme que les anciens avaient laissé entre le
» symptôme et la maladie. »

Notre profession chercha, pendant quelque temps, une
orientation.

Les chirurgiens, découragés par l'effrayante mortalité opératoire, avaient le sentiment d'une responsabilité que l'ignorance première faisait rejeter sur une puissance inconnue et
impersonnelle, la mauvaise chance. On en vint à ne plus vou-
loir opérer. Redoutant l'ouverture des vaisseaux et particulièrement des veines, portes d'entrée des accidents in-
fectieux, on eut alors recours à tout espèces de subterfuges
opératoires, les caustiques, l'écrasement, les incisions sous-
cutanées.

Entre ce découragement des opérateurs et les découvertes
de l'anatomie pathologique, la chirurgie autrefois presque
exclusivement un art, tendait à devenir surtout une science.

Les vieux chirurgiens réagirent violemment, et Nélaton crut devoir publiquement protester contre l'abandon de la clinique, et annoncer l'impuissance finale de l'anatomie.

Cruveilhier avait eu soin de montrer que l'anatomie pathologique, conquête nouvelle de la science, n'était point destructive de l'observation clinique. « *Elle doit*, dit-il, *céder* » *le pas à la clinique, marcher après elle et avec elle ; les* » *altérations des organes ne sont que l'effet du travail* » *morbide, et ces effets ne peuvent avoir d'utilité pratique,* » *qu'autant qu'ils nous font remonter aux modifications* » *qui les ont produites.* »

En réalité, l'abandon momentané de la clinique tenait à l'impossibilité de satisfaire, opératoirement, à ses besoins. Les chirurgiens, ceux qui étaient les élèves directs de la première génération de ce siècle, devant les ressources scientifiques et mécaniques qu'ils possédaient, comparées surtout à celles dont disposaient leurs maîtres, ne pouvaient contenir leur impatience. On connaît l'exclamation de Velpeau : « *sans l'infection purulente, les chirurgiens seraient des demi-dieux,* » et Nélaton voulait élever une statue d'or, au bienfaiteur qui chasserait le fléau de nos salles. Il ne put qu'entrevoir cette terre promise, qui ouvrait des horizons immenses à notre art.

On avait d'abord cherché la raison des phénomènes cliniques dans les organes, puis la cause des modifications organiques dans les tissus ; on avait, en dernier lieu, étudié les altérations de la cellule. On trouve enfin l'agent perturbateur de la marche régulière et innocente des plaies. L'école microbiologique était née, et point n'est besoin, Messieurs, de vous rappeler la transformation radicale opérée, en chirurgie d'abord, par la méthode dite antiseptique, et ce qui revient à la France, en la personne des Pasteur et des Guérin, dans ce renouveau prodigieux de l'art de guérir.

Cette histoire vous a été faite, il y a quelques années, à cette même place, avec l'autorité d'une pratique éclairée, par le Dr Lévêque. Relisez ce discours ; il vous rappellera un maître aimé, et comme moi, Messieurs, vous trouverez à sa lecture, avec des regrets, plaisir et profit.

Nous voici au point culminant de l'évolution. Vous avez vu par quel enchaînement, par quelle marche ascensionnelle, degré par degré, guidée toujours par la méthode positive, la chirurgie est arrivée à cet état qu'on pourrait croire définitif, si les progrès accomplis dans le passé, ne nous donnaient le droit d'espérer tout de l'avenir.

Ce qui caractérise la chirurgie, à notre époque, c'est la multiplicité, la puissance de ses moyens d'action, et la sécurité opératoire.

Mettant à profit toutes les découvertes de l'anatomie et de la physiologie, normales et pathologiques, ayant, par une observation de plus en plus pénétrante, surpris les raisons des phénomènes biologiques, elle peut concourir, en toute connaissance de cause, à l'utilisation de leurs conditions d'existence, en vue de la guérison des maux.

Elle a considérablement agrandi son domaine ; elle ne se contente plus d'attendre, en bonne position, l'intervention de la nature : elle va au devant. Elle est éminemment active. Dans la plus large acception du mot, c'est une chirurgie réparatrice. Plus savante, elle est plus efficace et plus sûre. Il ne faut pas oublier les progrès de l'instrumentation ; la douleur est supprimée par l'anesthésie, et l'hémorrhagie, grâce à deux français, Kœberlé, de Strasbourg, et Péan, n'a plus rien qui nous effraye et qui nous intimide.

Mais incontestablement, le fait capital de la période actuelle, c'est la bénignité des conséquences opératoires.

Des opérations, devant lesquelles toute l'habileté de nos maîtres avait échoué, sont devenues de pratique journalière. Quelques opérations nouvelles ont été inventées ; beaucoup ont été rajeunies. Il semblerait vraiment, en repassant la série des opérations, réglées autrefois, et toutes brillantes, aujourd'hui, du renom de l'actualité, que la science marche dans un cercle dont elle ne peut sortir, et que notre temps se passe à *tourner le rouet*, comme disait Montaigne. Messieurs, il n'en est rien. Gœthe avait raison : « *ce n'est* » *pas un cercle qui nous emporte, mais une spirale qui nous* » *élève sans cesse.* » Nous retrouvons les mêmes questions, mais sous des aspects différents ; à mesure que nous sommes soulevés par le progrès, notre point de vue change. J'en veux pour preuve l'histoire de la cure radicale des hernies. Ne croyez point qu'elle date d'hier.

Au temps de l'insouciance opératoire, les coureurs de guérison usaient d'un procédé sommaire ; sans connaissances anatomiques précises, ils faisaient une opération inutile.

Avec les travaux de l'Académie sur la constitution du contenant et du contenu herniaire, on s'aperçut combien le problème était complexe, et l'opération tomba dans l'oubli.

Au moment où les chirurgiens n'imaginaient rien d'impossible à l'habileté de leurs mains, ils renouvelèrent les essais avortés de leurs prédécesseurs ; mais, comme eux, ils durent y renoncer devant la gravité des suites.

L'étude de la guérison définitive des hernies fut reprise, lorsqu'avec les caustiques et la méthode sous-cutanée on crut posséder le moyen de parer aux accidents. La foi fut grande, les observations nombreuses. La sécurité opératoire était encore précaire, et l'efficacité de l'intervention incertaine. On échoua.

Actuellement, la cure radicale est une des plus légitimes et des plus précieuses conquêtes de notre art. Elle a regagné cette faveur sous le couvert de l'antisepsie. Du moment qu'on ouvrait, sans grand péril, le péritoine, la plus vaste des séreuses, l'on crut pouvoir, sans témérité, agir sur le sac herniaire, qui en est une portion réduite, un extrême diverticule. D'un homme impotent, traînant péniblement une hernie incoercible et irréductible, toujours sous le coup d'accidents formidables, on fait un homme valide, et sûr du lendemain.

Cette confiance opératoire eut, sur quelques esprits, une influence malheureuse. On intervint à tout prix.

Sans doute, nous sommes autorisés à des hardiesses, jadis téméraires ; mais qu'on n'oublie jamais ce précepte du grand Paré, la colonne et l'appui, l'honneur de la chirurgie française : « *Sois tel envers autruy que tu voudrais qu'on fust à ton endroit,* » et, comme Malgaigne, il faut savoir répondre : « *A aucun prix je ne voudrais me soumettre à cette opération, c'est assez dire que je la repousse absolument.* »

Tant qu'il y aura un seul cas de mort, dont nous pourrons être l'artisan, nous n'avons pas le droit de nous décider à la légère.

En présence d'un cas donné, ce n'est point d'intervenir qu'il faut se préoccuper dès l'abord ; on doit, auparavant, s'efforcer de poser un diagnostic, aussi précis que possible, de la nature et des connexions du mal ; calculer avec toute la sagacité et toute la science qu'on possède, les ressources du malade et les risques de l'opération ; ne se décider qu'après avoir mûrement établi si l'intervention est congruente au but poursuivi ; il faut, enfin, saisir ou rechercher le moment le plus favorable. Il ne s'agit pas d'opérer beaucoup, mais d'opérer à-propos.

Evidemment, nous ne serons jamais sans reproche ; est-il humain de ne point se tromper? Cette incertitude, c'est la joie de nos succès, c'est la cause des perplexités angoissantes de nos revers.

En réduire la part, voilà le progrès.

Or, il faut bien le dire, il est une école fâcheuse dont le conseil est toujours : « Opérons d'abord, nous verrons ensuite. » Cette chirurgie, manque à toutes les lois de la méthode positive ; elle peut avoir des rencontres inespérées, des succès contre toute espérance, et j'ajoute contre toute justice, mais au prix de combien d'erreurs coupables, soigneusement dissimulées.

Messieurs, jeunes camarades, prenez garde ; vous entendrez traiter de retardataires ceux qui ont encore l'antique naïveté de croire à la clinique, au diagnostic, et d'estimer que maintenant où la rapidité opératoire est peu de chose, où les fautes du chirurgien sont si facilement réparées par une secourable antisepsie, il est plus difficile et plus utile de chercher avec soin les indications de l'opération, que de faire œuvre de médecine opératoire. Soyez persuadés qu'on peut être de son temps, sans renier le passé. Nous ne nous acheminons toujours plus haut vers la perfection, qu'en mettant le pied sur les échelons qu'ont préparés nos pères.

La chirurgie française est encore restée, dans son ensemble, la plus fidèle aux saines traditions de rigueur scientifique et de probité professionnelle. Aussi n'a-t-on pas manqué de l'accuser de suivre, tardivement, les progrès des peuples voisins.

Je crois cependant, Messieurs, que nous pouvons, sans crainte, nous demander avec mon maître le professeur Trélat : « La chirurgie française a-t-elle perdu quelque chose de sa » précision anatomique, de son habileté opératoire, de sa » hardiesse, subordonnée à l'expérience, de sa finesse experte » dans le diagnostic, de sa prudence dans la recherche des » indications. A-t-elle cessé de revendiquer, comme doctrine » fondamentale, la connaissance précise du résultat des opé- » rations. N'est-ce pas, en raison de cette étude poursuivie, » dans notre pays, avec tant de constance et de largeur, que » notre chirurgie, essentiellement médicatrice, se montre par- » fois si peu enthousiaste de nouveautés insuffisamment » justifiées. Il faut se méfier autant des résistances surannées » et rétrogrades que des audaces infructueuses, et des entraî- » nements irréfléchis. Ne pouvons-nous enfin, ramasser dans » nos mains, la critique la plus compétente avec la pratique » la plus parfaite. »

Messieurs, ce doit-être là, le *credo* de notre conduite chirurgicale.

Est-il donc vrai que la chirurgie française soit stérile ? S'il en était ainsi, il faudrait désespérer de nous ; un peuple qui ne produit plus, est un être émasculé, bien près de disparaître.

N'ayez crainte ;

Non paventis funera Galliæ,

les Francs d'aujourd'hui, pas plus que les Gaulois d'autrefois, ne redoutent leurs funérailles. Notre pays n'est plus, il est vrai, comme naguère, le centre unique et rayonnant de la pratique chirurgicale. N'est-ce pas dans l'ordre naturel et général des choses ? Il faut aussi tenir compte du silence systématique que certains savants affectent de garder à l'égard de nos travaux français, dont ils tirent profit sans les citer, et bien plus encore, peut-être, de je ne sais quel snobbisme scientifique, qui dédaigne, chez nous, ce qu'il comprend clairement, et l'on est souvent tenté de répéter ce que le professeur Gubler disait, en parlant de l'auteur d'un mémoire couronné par l'Académie : « *On le croit français, car il ne cite que des allemands.* »

Il est d'autres causes : notre chirurgie si glorieuse pendant la première moitié de ce siècle, était élevée sur le piédestal où les victoires de Napoléon avaient placé tout ce qui portait le nom de français.

Les malheureux ont toujours tort.

Mais les jours meilleurs reviennent.

La poussière des anciens renaîtra, disaient les Druides. « En signe de cette renaissance, raconte Duruy, par une nuit » de novembre, ils éteignaient tous les feux. La terre sombre » et noire semblait morte. Tout à coup, sur la plus haute » colline un feu brillant resplendissait ; la flamme des foyers » domestiques se rallumait après le foyer national, et le » peuple éclatait en chants d'allégresse ; la vie reprenait pos· » session du monde. »

Nous venons de traverser une période de silence et d'oubli. Mais voici, sur la montagne Sainte-Geneviève, le feu joyeux de la renaissance qui luit ; une aurore nouvelle se lève. Reprenons, avec plus de vigueur, les instruments du travail. La Jeunesse nous tend un rameau d'or qui cherche un maître ; sachons le mériter, et nous saurons à qui l'offrir : *Urbi* et *Patriæ*, à notre ville, à la Patrie, à notre France, Messieurs !

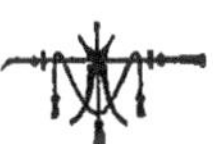

REIMS. — Imprimerie MATOT-BRAINE, Éditeur de *l'Annuaire des 50,000 Adresses de Reims, de la Marne, de l'Aisne et des Ardennes*, rue du Cadran-Saint-Pierre, 6. — *Usine à Vapeur*. — **TÉLÉPHONE.**

9 782016 141175